ÉTUDE

SUR

LES QUINQUINAS

UTILITÉ DE TITRER LES MÉDICAMENTS ACTIFS

A PROPOS DU CODEX MÉDICAMENTARIUS

(1er Janvier 1867)

Par Charles PATON, Pharmacien

Lauréat de l'École de Pharmacie de Paris

A PARIS

Chez J.-B. BAILLIÈRE et FILS

LIBRAIRES DE L'ACADÉMIE IMPÉRIALE DE MÉDECINE

Rue Hautefeuille, 19, près du boulevard Saint-Germain

LONDRES : Hipp. BAILLIÈRE
219, Regent street.

NEW-YORK : BAILLIÈRE Brothers
440, Broadway

MADRID : C. BAILLY-BAILLIÈRE, plaza del Principe Alfonzo, 16

1867

Tout exemplaire non revêtu de la
signature de l'auteur
sera poursuivi conformément à la loi

ÉTUDE SUR LES QUINQUINAS

UTILITÉ DE TITRER LES MÉDICAMENTS ACTIFS

A PROPOS DU CODEX (1er JANVIER 1867)

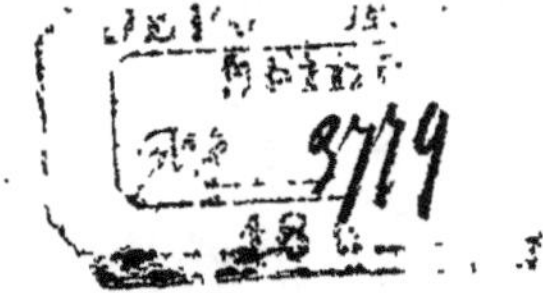

> Les progrès de la pharmacologie tendent directement à perfectionner la thérapeutique; cette dernière est la fin des sciences médicales; elle est toute la médecine dans l'intérêt de l'humanité.
>
> Que de motifs pour encourager l'étude de la matière médicale, pour voir avec bienveillance les efforts de ceux qui désirent son avancement. — BARBIER.

Lorsque l'Assemblée nationale remplaça par une loi les décrets et règlements sur l'exercice de la pharmacie, règlements qui montrent si bien la sollicitude qu'ont toujours eue les pouvoirs pour tout ce qui touche à la santé publique, le rapporteur Carret s'exprimait ainsi devant le Tribunat :

« Le traitement heureux des maladies suppose la bonne prépa-
» ration des médicaments. Le médecin ne peut pas agir seul,
» quelles que soient ses connaissances théoriques et la justesse de
» ses observations journalières; la rapidité de son coup d'œil se
» borne à indiquer la cause, la nature et les remèdes du mal;
» mais ici commence pour lui le besoin d'agents capables de le se-
» conder et de le conduire au but général, la guérison des mala-
» dies....

» Plus l'étude, la connaissance de tout ce qui entre dans la com-
» position des médicaments est et peut être utile à la société, plus
» il devient nécessaire que cet art ne soit exercé que par des
» hommes dont les preuves soient faites et qui offrent au public
» une garantie suffisante à la confiance qu'il doit leur accorder.
» C'est sous ce dernier rapport que le Gouvernement a dû s'en
» occuper, et, sans gêner en rien le libre exercice des arts, renfer-
» mer cependant dans des bornes sévères ceux qui, comme la phar-
» macie, ont une influence trop directe sur la santé des particu-
» liers. »

C'est à Fourcroy, l'un des auteurs du projet de loi voté le 2 germinal an XI, que l'on attribue cette réflexion si peu goûtée de nos jours : *il faut que chacun ne fasse que ce qu'il sait faire.*

L'homme a toujours cherché un remède à ses misères, à ses maladies. La science éclaire bien les sentiers obscurs qui mènent aux découvertes utiles ; mais il faut que ce soit bien la science. Je la résumerai ainsi : l'observation aidée par l'analyse.

C'est donc à l'ennemie irréconciliable du charlatanisme et du mensonge que je m'adresserai dans ce petit opuscule ; c'est par l'analyse que je veux prouver que souvent on copie sans contrôle des livres de mérite sans doute, mais où des erreurs se sont glissées.

Je n'ai pas la prétention de m'occuper de l'emploi des médicaments : tel n'est pas le rôle du pharmacien ; mais il est de son devoir de rechercher tout ce qui peut perfectionner la thérapeutique. Par cela même que la Pharmacie est une profession libérale, elle impose des obligations particulières. Ce n'est point un *sacerdoce*, comme on l'écrit dans un style que je ne saurais imiter ; mais ce n'est pas un commerce ordinaire. Le marchand offre ce qu'il a fabriqué selon ses idées ; le pharmacien est tenu de se soumettre à des formules imposées, et la loi lui défend d'offrir ses produits. *Dura lex, sed lex.* Cependant, il peut perfectionner, et nul ne le blâmera d'avoir utilisé la science et l'expérience acquises au profit de ce but général et si important : la guérison des maladies.

Je crois utile, pour la bonne appréciation de ce qui va suivre, de faire un résumé de l'histoire des quinquinas, j'y puiserai d'ailleurs des arguments d'une valeur incontestable.

Je n'apprendrai pas à mes lecteurs que le mot quinquina vient de *kina-kina*, écorce des écorces, mais je ferai un petit emprunt au dictionnaire des sciences médicales :

« Le quinquina, dit Laubert, est le plus précieux de tous les médicaments que possède l'art de guérir ; il est la plus grande conquête faite par l'homme sur le règne végétal. Les trésors que le Pérou renferme ne peuvent être comparés, sous le rapport de l'utilité, avec l'écorce de l'arbre à quinquina...

» On peut trouver à l'opium, à l'ipécacuanha, au séné, au musc, etc., des succédanés dans notre pays ; nous n'en connaissons point encore qui puisse remplacer la propriété la plus remarquable du quinquina, qui puisse, comme lui, arracher des bras de la mort l'homme dévoré par une fièvre pernicieuse, qui montre plus puissamment les ressources et l'habileté de l'art de guérir, et qui le venge mieux de ses injustes détracteurs. »

Un autre savant, Geoffroy, l'appelle un présent de la divinité. Je n'ai point à juger ces deux opinions.

On a beaucoup écrit sur la découverte des propriétés fébrifuges du quinquina. Il est à peu près certain que les Indiens n'en faisaient point usage comme d'un médicament. Ce qui a paru le plus vraisemblable à M. de Humboldt, c'est que des jésuites de Loxa, qui avaient des connaissances en médecine, ayant mâché l'écorce de l'arbre pour reconnaître son espèce (c'est l'usage du pays), en remarquèrent la grande amertume, et l'essayèrent en infusion contre la fièvre tierce, maladie ordinaire du pays. On présume que c'est par eux que la comtesse Chinchon, femme du vice-roi (à Lima), fut guérie de la fièvre, au moyen d'une poudre préparée avec la merveilleuse écorce. La comtesse fit connaître cette poudre en Europe (1640).

Nous voyons que les premières expériences connues ont été faites à Loxa ; l'écorce a été prise à un arbre de ce pays. Ce n'est donc pas avec le quinquina calisaya que la fièvre a été coupée. C'est dans les provinces équatoriales que se trouvait le missionnaire un peu médecin ; par conséquent, il a dû s'adresser au quinquina de l'Equateur. La confusion qui a régné sur la couleur de l'écorce employée ne peut-elle pas faire supposer que c'était cette écorce fibreuse qui se prend sur le tronc dont les branches fournissent les variétés de Loxa gris, variétés ou plutôt sortes dues à l'âge des branches. On nomme cette écorce fibreuse quinquina du roi d'Espagne. *Cortices virtutibus eminentibus præstant, in febribus tertianis,* dit Pavon. Ce quinquina est aujourd'hui tout à fait délaissé. Deux caisses ont été longtemps à Paris sans trouver d'acheteurs ; j'ai été chargé d'en faire l'analyse ; je possède depuis longtemps cet excellent produit. On lui préfère les quinquinas de Cusco qui n'ont généralement aucune propriété, mais une plus belle apparence.

Le quinquina fut connu en France peu après sa découverte ; mais il en fut de ce produit comme de beaucoup de choses utiles. Il eut beaucoup de détracteurs, et il ne fallut rien moins que l'autorité de Louis XIV pour vaincre l'opposition de la Faculté. Le roi acheta d'un Anglais nommé Talbot un opiat composé avec *le présent de la divinité* que les Jésuites avaient introduit en Europe et dont ils ont favorisé l'emploi, dit cette même Faculté. Cependant, si elle proscrivit le quinquina, ce n'était pas parce qu'il venait de Rome. La Faculté proscrivit le quinquina parce qu'il venait d'Amérique, et qu'elle ne croyait, dit le docteur Closmadeuc, qu'aux formules dictées par l'empirisme le plus grossier ou les plus vaines doctrines. Que nous sommes loin du règne de tous ces mélanges bizarres ! Comme l'analyse a modifié tout cela ! Pelletier et Caventou ont apporté une large part à la composition des remèdes contre les fièvres.

La première écorce employée était grise, et cependant elle appartenait à la variété de quina appelé rouge. La confusion a duré longtemps, et elle dure encore. Le comte de La Garaye préparait le sel essentiel de quina avec l'écorce grise, mais elle provenait du quinquina rouge. On verra plus loin, dans mes conclusions, que cette écorce grise est d'une grande valeur.

M. Guibourt, notre maître vénéré, nous dit dans sa *pharmacopée* si estimée, qu'il employait dans ses préparations pharmaceutiques ce qu'il nomme quina rouge de Lima ; c'est l'écorce des branches qui fournissent le quina gris de Huanuco, mais arrivées à leur degré de maturité. Cette écorce est très-recherchée par un savant aussi modeste que distingué, pharmacien en chef d'un hôpital. Toutes ses préparations de quinquina, d'opium, de scammonée sont titrées ; de cette façon, le médecin sait ce qu'il prescrit. Je fais des vœux pour que la Pharmacie civile entre dans cette voie ; ce serait, à mon avis, un excellent moyen d'éviter la concurrence dont on se plaint tant. Les remèdes secrets ne seront pas prescrits par les vrais médecins, quand ils sauront qu'ils peuvent compter sur telle ou telle préparation, et la pharmacie au rabais deviendrait impossible. Si l'on savait la quantité de faux quinas qui se débitent comme vrais, la quantité d'opium à peu près sans morphine, la quantité de scammonées sans ou avec peu de résine, on se rangerait à mon opinion.

Un des praticiens les plus capables de Paris me disait, il y a quelque temps : « Malgré ma répugnance à prescrire les remèdes » secrets, lorsque je veux obtenir un effet purgatif énergique, » j'emploie les pilules de..... J'ai ordonné souvent la scammonée, » mais elle purge rarement. » Je me contentai de lui montrer un prix courant que je venais de recevoir. Le précieux suc concret était qualifié *fin*, *surfin*, mais coté moitié du prix payé dans les pays de production. Il est vrai que l'échantillon qui suivait le prix courant représentait de la scammonée titrant 34 0/0, tandis que la bonne scammonée doit titrer au moins 70 0/0.

La loi nous défend d'être des marchands dans la rigoureuse acception du mot. La loi doit protection à tous et surtout à ceux qu'elle ne laisse agir que dans des limites spéciales; mais dussé-je exciter les mécontentements de confrères qui ne me connaissent pas, je dis : protégeons-nous nous-mêmes, opposons à l'envahissement des professions rivales des produits qui leur sont impossibles ; forçons la confiance du médecin dans les préparations officinales en ne fournissant que des produits titrés. Je sais que les traités de chimie, que des brochures où le charlatanisme a pris la place de la science, donnent des procédés d'analyse difficiles pour le pharmacien qui ne peut donner que peu de temps à son laboratoire ; et d'ailleurs ces procédés n'ont souvent d'autre valeur que celle que le papier leur prête. Laissons de côté les appareils inutiles : Schèele faisait de la chimie avec des fioles, et, certes elle était bonne. Je sais qu'il ne faut guère parler de soi ; mais on me pardonnera, je l'espère, de dire que, en 1838, j'ai eu l'honneur de faire de la chimie légale chez M. Chevallier et de le

remplacer quelquefois près des tribunaux. Je ne demandais rien
aux laboratoires d'amateurs, et cependant mes rapports ont fait
autorité. Si je ne craignais d'imiter la réclame, je citerais une
lettre d'un pharmacien, chimiste fort expérimenté, chargé souvent
d'analyses de quinquinas. Il est venu à mon laboratoire de
Vincennes, où j'ai pu le convaincre que trois heures me süfüsent
pour titrer six échantillons de quinquinas. C'est fort simple, on le
sait, et cela ne coûte rien.

Tous mes lecteurs connaissent les travaux de **M.** Guibourt sur
les quinquinas. « Quelles que soient les recherches auxquelles je
» me suis livré, dit le savant professeur, je dois avouer que je ne
» puis encore aujourd'hui que donner une histoire incomplète et
» très-peu certaine des quinquinas. Des sortes distinctes peuvent
» appartenir à un même arbre. »

Je consignerai ici des renseignements fournis par un grand producteur. Voici comment il s'est exprimé : « Pour bien étudier les
» quinquinas, leur nature, les variétés d'aspect des écorces, con-
» sultez les employés de vos forêts chargés de la préparation du
» tan : vous remarquerez sur les chênes provenant du même semis
» des différences d'écorces dues à la nature du sol où les jeunes
» arbres ont été transplantés ; cela vous expliquera combien d'er-
» reurs ont été commises pour embrouiller sans doute une ques-
» tion fort simple, mais pour laquelle on a usé beaucoup de pa-
» pier. » Je n'oserais affirmer que le négociant producteur ait
raison, mais il y a au moins de la vraisemblance. La différence de
couleur de l'écorce de la branche avec l'écorce du tronc du même
arbre, la différence de texture, expliquent un fait d'ailleurs hors de
doute aujourd'hui, c'est que les écorces, grises sur les branches,
sont souvent rouges ou jaunes sur les troncs.

Je reviendrai encore à **M.** Guibourt ; mais cette fois je suis à
regret forcé de ne pas être de l'avis de notre maître. Après
avoir décrit les caractères des bons quinquinas de Loxa « saveur
amère, astringente, goût aromatique particulier aux bons quinas
gris, le professeur ajoute : « *Cette sorte doit être rare, car je ne l'ai*

« *jamais vue constituer une sorte commerciale.* » C'est de l'Angle-terre que viennent en France tous les quinas gris. Si M. Guibourt eût été mieux renseigné, il aurait pu dire que l'amour du bon marché et la concurrence incroyable qui se fait dans la droguerie française sont la cause de *ce qu'il croit être la vérité.* Les quinas de Loxa de belle qualité ne sont pas rares, mais les prix courants français cotent, sous le nom de Loxa, des écorces de nulle valeur et au-dessous du prix réel des bons quinas. La difficulté de les placer fait que les Français qui ont des mandataires à Londres ou à Liverpool laissent à la Prusse, à l'Allemagne, etc., la plus grande partie de ces excellentes écorces si estimées des bons pharmaciens. L'Angleterre fait un commerce considérable de tous les quinquinas ; le Havre seul fait concurrence, mais il ne vend que les quinquinas jaunes de la Bolivie et de la Nouvelle-Grenade ; Marseille a quelque peu des moins importants de ces derniers ; Bordeaux et Nantes ne s'en occupent plus guère.

M. Guibourt dit qu'il a vu des vendeurs et des acheteurs de quinquinas « transformant la finesse des écorces en leur extrême jeunesse, au point de s'extasier devant des écorces si déliées qu'on y distinguait à peine des traces d'organisation fibreuse. » Que n'eût pas dit le savant s'il eût fait l'analyse de ces jolis quinas qui font la réputation de certaines maisons. *O* quinine ; *O* cinchonine, ou 1 gramme 10 centigrammes par kilog.

On veut de tous ces quinas, et il en faut acheter ; le pharma-cien droguiste déplore cette nécessité ; mais que faire ? le marchand doit respecter les idées de l'acheteur et il ne peut ni ne doit s'inquiéter de l'emploi de ce qu'il vend. D'ailleurs, il est per-mis à tous de faire des élixirs et autres préparations qui ne sont point au Codex.

Je ne dirai pas de l'opium ce que j'ai soutenu pour le quinquina. Je conteste le droit de vendre de l'opium sans morphine, et j'ai vu avec bonheur que le nouveau *Codex* exige un opium riche, tou-jours possible, quand on veut le payer son prix.

Je ferai un dernier emprunt à M. Guibourt. « On se plaint dans

» tous les pays de la rareté toujours croissante des quinquinas mé-
» dicinaux, et le gouvernement français en particulier se préoccupe
» de la dépense considérable qu'il est obligé de faire en sulfate de
» quinine pour le service des hôpitaux militaires. Pourquoi se
» restreindre au seul quina calisaya, surtout lorsqu'il ne s'agit pas
» de la fabrication du sulfate de quinine, quand nous avons des
» écorces non moins riches en alcaloïdes, qui pourraient, avec un
» grand avantage, être appliquées aux préparations officinales du
» quinquina. »

Comment, malgré des observations d'une si grande valeur, d'un si
grand intérêt, faites par un membre de la Commission du *Codex* et
consignées dans son ouvrage classique, connu de tous ; comment,
malgré une telle autorité, le *Codex* impose-t-il le calysaya pour
certaines préparations où il serait remplacé avec profit, puisque l'on
retrouve dans les résidus une grande partie de la quinine. La découverte de Pelletier et Caventou a dit au pharmacien qu'il doit
connaître l'efficacité de son médicament ; mais il me semble que
la couleur et le nom de l'écorce importent peu au malade. Cette
vérité m'a soutenu dans mes recherches. Elles durent depuis des
années, car je ne puis y consacrer que quelques heures de temps
en temps.

Les jeunes branches de tous les quinquinas sont généralement
grises ; de là le nom de quina gris donné à des écorces on ne peut
plus différentes. Ainsi, les quinas de la Bolivie contiennent surtout
de la quinine ; les quinas gris du Pérou contiennent peu ou point
de quinine, peu ou beaucoup de cinchonine, comme cet excellent Huanuco, si bien décrit dans le nouveau *Codex*, quant à ses caractères extérieurs, mais moins bien comme composition chimique.

Les quinquinas gris de l'Equateur contiennent de la quinine, de
la cinchonine, certains en très-petite quantité, certains par parties
égales et en quantité considérable.

La Nouvelle-Grenade fournit peu de quinquinas appelés gris.

Les quinquinas jaunes sont pris sur le tronc ou sur les branches
âgées. Les quinas dits rouges le sont plus ou moins et même pas

du tout. Ne voit-on pas tout de suite le côté défectueux de cette classification en gris, jaunes, rouges? Fera-t-on une classification botanique? Il n'y a pas de quinquinas en France; il serait alors difficile de l'utiliser, et encore elle n'aurait pas sa raison d'être d'une manière absolue. Ne vaudrait-il pas mieux classer les quinas suivant leur richesse en alcaloïdes, suivant leur richesse en rouge cinchonique, en principes aromatiques et résineux?

La quinine est la seule panacée que possède la médecine, et si, selon Laubert, le quinquina arrache des bras de la mort l'homme dévoré par une fièvre pernicieuse, si le quinquina montre plus puissamment que quoi que ce soit les ressources et l'habileté de l'art de guérir, et le venge mieux de ses injustes détracteurs, ce serait à la quinine qu'il devrait toutes ces merveilles; on ne va pas, que je sache, jusqu'à accorder l'infaillibilité à la quinine, cela ferait rire les moins sceptiques, mais on exagère trop ses propriétés au détriment de sa sœur la cinchonine. MM. Delondre et Bouchardat accordent à cette dernière seulement un quart de moins de puissance qu'à la quinine.

Des praticiens fort expérimentés affirment que la cinchonine, associée à la quinine dans certaines proportions, est très-utile. Autrefois, le sulfate de quinine contenait un quart de sulfate de cinchonine, et il coupait fort bien la fièvre; il n'a fallu rien moins qu'une circulaire allemande pour apprendre que l'on appelait en France sulfate de quinine un sulfate mixte de quinine et de cinchonine. Les malades n'y ont rien gagné, mais aujourd'hui le sulfate de quinine ne contient que des traces de cinchonine, et cette dernière est sans emploi; c'est d'autant plus regrettable que ce mélange de quinine et de cinchonine existe dans le quina auquel on attribue la guérison de la comtesse d'El Chinchon. La cinchonine s'y trouve dans la proportion de 3 contre 1 de quinine.

On prétend aujourd'hui que c'est de la cinchonidine. Ce quinquina est ce qu'il était en 1640, et cinchonine ou cinchonidine, peu importe au malade qu'elle guérit.

Jusqu'à ce jour, le quinquina gris était le quinquina officinal; c'est-à-dire qu'il entrait exclusivement dans la préparation des extraits, sirops, teintures, vins, etc. Que recherchait-on? les propriétés toniques. On les trouvait dans la résine, le tannin, le principe aromatique, la cinchonine et un peu de quinine. Tout cela existe dans le bon quina de Loxa; mais on a vu pourquoi il était disparu des officines françaises. Il n'est pas exact, je le répète, que cet excellent produit fût impossible; son prix seul faisait obstacle chez nous, où le bon marché, souvent cher et plus souvent encore ennemi du bien, est à l'ordre du jour.

Le quina jaune Calisaya était réservé plus particulièrement aux fabricants de quinine, dont l'intelligence pratique a su trouver des succédanés très-intéressants dans les quinquinas de la Nouvelle-Grenade, tant attaqués par l'Espagne, mais si bien protégés par leur valeur.

La pharmacie employait le Calisaya comme fébrifuge. Je ne suis point médecin, je n'ai pas le droit de sortir de mon domaine; mais on me permettra de dire que, si la quinine ôte la fièvre à qui est atteint de ce mal, elle peut la donner à celui qui ne l'avait pas. Cette réflexion, que je reproduis ici avec la sanction de l'autorité d'un excellent docteur que je voudrais pouvoir nommer, ne doit-elle pas faire méditer sérieusement sur les observations de notre cher et regretté Soubeiran : « Quand on ne se laisse pas do- » miner, a dit le savant professeur, par une idée préconçue, quand » on a manié comparativement l'une et l'autre écorce, on s'aper- » çoit que ce quina gris a bien quelques qualités. Il est moins amer » que le jaune, mais il est aromatique. Il fait la base des prépara- » tions officinales, et les médecins s'en trouvent bien. Le quinquina » jaune et le quinquina gris sont des écorces bonnes toutes deux, » et quand il ne s'agit pas d'une action antipériodique, le quina » gris est préférable. » Soubeiran est revenu souvent sur cette question. Il estimait surtout le quina de Loxa. Le bon Huanuco passe pour meilleur; mais il y a peu de temps que la droguerie française peut en placer. L'extrême amertume des bonnes écorces a fait dire beaucoup de choses contre lui, et ses voisins les mauvais quinquinas dits de Lima, ont toujours été et sont d'un placement plus facile.

L'écorce des branches de presque tous les quinquinas reste grise jusqu'à l'époque où elle fait plus intimement corps avec le tronc, qui donne le plus souvent des écorces jaunes ou rouges.

La médecine reconnaît dans le quina rouge de l'Equateur non-seulement les propriétés antipériodiques et elles sont très-remarquables (le fameux remède de Montpellier est de l'extrait de quina rouge de l'Equateur, préparé avec l'alcool à 90°, et c'est à tort qu'on lui substitue la résine de quinquina); mais l'expérience utilise aussi et surtout les propriétés antiputrides de cette fameuse écorce; il m'a été permis de les mettre à profit dans deux cas désespérés. C'est en quelque sorte par reconnaissance que j'ai entrepris des recherches sur les quinquinas. J'avais déjà suivi les mêmes errements pour le laurier-cerise, etc.

La pharmacie préfère les belles écorces rouges du tronc; une petite partie de la quinine y est remplacée par du rouge cinchonique qui s'y trouve en plus grande quantité que dans les branches qui sont grises.

J'ai dit les propriétés toniques du quinquina gris, les propriétés fébrifuges du quina jaune Calisaya, et la qualité supérieure du quina rouge ; je terminerai cette notice par quelques réflexions. J'espère que l'on pardonnera ma franchise au motif qui me fait agir, et qui n'est certainement que l'amour d'une profession où j'ai débuté très-jeune, et à laquelle j'ai consacré tout ce que peut donner le travail persévérant.

Depuis quelques années, la pharmacie se plaint beaucoup, c'est passé en habitude; mais cela crée des sauveurs. On connaît leurs remèdes : sont-ils bien préparés ? Le mauvais vouloir des docteurs d'autrefois n'a plus sa raison d'être; il a d'ailleurs eu d'heureux résultats. Par la déclaration de Louis XVI, les apothicaires qui exerçaient un métier, sont remplacés par les pharmaciens qui pratiquent la science ; plus le niveau des études s'élève pour la pharmacie, mieux l'union se fait. Laissons les exceptions, c'est la loi commune. Le jour où les trois sœurs, la Médecine, la Chirurgie et la Pharmacie auront des diplômes nécessitant les mêmes titres universitaires, la rivalité toujours haineuse disparaîtra.

Il y a aussi la spécialité que l'on confond souvent avec le remède secret. Je ne sais rien de plus nuisible à une profession que les secrets de composition de tels ou tels produits ; le secret appliqué à la composition d'un produit destiné au soulagement des malades est chose déplorable. Il est bien entendu que je ne confonds pas le procédé de préparation avec le secret de composition ; est-il rien de plus légitime que la propriété d'un procédé de fabrication ? On abuse de la spécialité en pharmacie, où les cachets remplissent un si grand rôle, comme si un cachet prouvait quelque chose. Le diplôme certifie les connaissances nécessaires pour reconnaître et bien préparer tous les produits pharmaceutiques.

Enfin, il y a les parasites de la pharmacie ; c'est contre eux surtout que ce travail est dirigé.

Je ne sais rien de plus anormal que la position d'un homme qui a dépensé quinze ans de sa vie, et souvent plus que son patrimoine, pour obtenir un diplôme qui ne fait guère de lui que le concurrent de marchands, d'autant plus hardis qu'ils ignorent les propriétés de ce qu'on leur demande ; je ne dis pas de ce qu'ils vendent, car généralement ce sont des drogues sans valeur. Mais n'y aurait-il pas un moyen de rendre cette concurrence impossible. Je n'hésite pas à dire oui, et je vais essayer de le prouver.

La spécialité bien faite nuit à la pharmacie pratique, parce que le médecin se plaint souvent, et pas toujours sans raison, du peu d'action de certains médicaments. Il se vend en France des quantités de quinquinas avec peu ou point d'alcaloïdes, des quantités d'opium contenant peu ou point de morphine, de la scammonée dite d'Alep, et fabriquée à ..... Il en vient même d'Alep, avec certificat d'origine, et qui, vendue comme première goutte, titre de 3 à 30 de résine, quand elle devrait titrer au moins 70. Tout cela arrive au malade ou à peu près, si l'on excepte le quinquina qui sert en parfumerie : l'opium, la scammonée, l'ipéca, le jalap, etc., sont exclusivement pharmaceutiques.

Dans la petite brochure qui suivra celle-ci, et où je parlerai du *Codex*, j'entrerai dans des détails faciles à présenter pour un commerçant auquel trente années de pratique, les voyages et les visites chez les producteurs ont appris ce que l'expérience seule enseigne le plus souvent. Pour moi, il n'y a qu'un seul moyen de rendre impossible la concurrence des parasites et des faiseurs de bon marché, c'est de n'employer dans les préparations pharmaceutiques que des produits titrés et représentant les meilleures qualités. Les médicaments ne guériront pas toujours, mais au moins ils auront l'action sur laquelle le médecin peut et doit compter.

Dans le prochain opuscule, je parlerai des produits en général ; dans cette notice, je ne parlerai plus que des quinquinas.

J'ai dit en commençant, l'importance attribuée à la précieuse écorce du nouveau monde ; je n'ai plus à m'occuper que des sortes qui doivent être préférées.

Le *Codex* reconnaît trois quinquinas : le gris, le jaune, le rouge. Le livre officiel a choisi d'excellents quinquinas ; mais il n'a peut-être pas attaché assez d'importance aux réflexions de l'un de ses rédacteurs. (Voir page 8.)

Déjà, comme on pouvait le prévoir, le quinquina de Huanuco dont on ne voulait pas, avant qu'il né fût officinal, a augmenté de prix ; le bon Calisaya est de plus en plus rare, et menace d'atteindre un taux très-élevé ; les qualités inférieures vendues comme extra, parce que les écorces sont généralement plus longues et plus larges que celles du bon quinquina, suivent la même progression. Il n'est pas jusqu'à ce faux Calisaya, ces belles écorces jaunes du tronc des arbres à quina gris de Lima, qui n'augmentent aussi ; cela ressemble tant au Calisaya que l'analyse seule peut les faire distinguer. Le Pitayo, si riche en quinine, auquel on a substitué quelquefois, et sans inconvénient, l'écorce de la racine de Calisaya, est de plus en plus rare, du moins pour nous. La pharmacie française l'a constamment refusé, à cause de son aspect (ce n'est presque que de la poussière), mais les fabricants de sulfate de quinine savent apprécier sa qualité tout à fait supérieure.

Je dois à un négociant de Pasto, d'utiles renseignements sur les excellentes productions de ce pays. Elles eussent pu prendre place dans le livre officiel, et leurs bas prix les eussent rendues très-intéressantes. Les quinquinas de cette partie de la Colombie sont peu connus chez nous, et il me semble très-permis au pharmacien de rechercher dans les excellentes écorces de cette partie du Nouveau-Monde des succédanés à des produits qui menacent, sinon de disparaître tout à fait, au moins d'atteindre des prix difficiles. Le gouvernement demande aux Sociétés savantes de la quinine artificielle ou quelque chose qui la remplace ; les savants se taisent.

Lorsque le Collége des apothicaires eut fait place à l'Ecole de pharmacie, une ordonnance reconnut la Société de pharmacie, dont la mission spéciale est de continuer l'œuvre de ce collége, resté debout au milieu de tant de ruines, et où de modestes savants rendaient de si grands services à la patrie (voir les *Pandectes* des MM. Duruy et Laugier). La Société de pharmacie compte dans son sein, comme elle nous l'apprend, tous les pharmaciens d'élite, et le nouveau *Codex* nous enseigne qu'elle renferme tous les hommes éminents de la profession. Eh bien ! cette Société met au concours, depuis longtemps, la question d'un succédané des alcooloïdes du quinquina, voire même de la quinine artificielle ; elle propose des sommes considérables, les savants ne répondent pas. Je ne suis point un savant, mais je demanderai la permission de croire qu'il vaudrait mieux étudier ces excellents quinquinas de la Nouvelle Grenade, que l'étranger sait bien apprécier, et tant d'autres écorces qui ne sont point officinales, mais qui peuvent rendre de très-grands services. N'est-il pas permis d'être étonné de l'oubli du quinquina auquel on doit la panacée des fièvres ; car enfin cette fameuse écorce de Loxa fibreux n'est pas même citée dans le *Codex.*

Tous les pharmaciens savent que si les bons quinas gris cèdent en grande partie à l'eau leurs principes amers et aromatiques, le Calisaya, au contraire, ne lui donne à peu près rien ; mais je reviendrai sur cette question à propos du *Codex*, comme je l'ai déjà dit. J'ajouterai cependant, car cela pourrait intéresser ceux qui ne liraient que cet opuscule, que l'extrait de Calisaya préparé avec de l'alcool à 90° renferme toutes les parties actives de cette écorce ; il ne laisse que le ligneux. Le vin de Malaga l'épuise complétement aussi de la quinine et de la cinchonine ; ce que ne fait pas le vin rouge. Le vin de Malaga et le vin rouge enlèvent à l'extrait ci-dessus toute la quinine et la cinchonine ; ce qui donnerait une excellente formule pour la préparation des vins officinaux ; mais la commission du *Codex* n'a sans doute pas pensé à ces essais.

L'analogie entre diverses sortes de quinquinas, quand elle est basée sur l'analyse, fait désirer l'emploi de quinquinas tout à fait délaissés et qui cependant se prêtent bien aux préparations pharmaceutiques.

Le tableau ci-contre expliquera les différences ; on remarquera que les plus chers ne sont pas les meilleurs. Il est entendu que je classe les qualités d'après la richesse en alcaloïdes, la découverte de Pelletier et de Caventou donne à mon appréciation une autotorité que nul ne méconnaîtra, je l'espère.

La pharmacie ne doit jamais s'inquiéter du prix, sans s'être rendu compte de la qualité des substances ; mais il me paraît désirable qu'elle puisse employer des produits d'une qualité supérieure, quoique moins chers que ceux qui lui sont imposés.

Je conserve la classification grise, jaune et rouge, puisque le *Codex* la maintient, mais je donne le titre de chacun des quinquinas. Je ne parle que des sortes commerciales qui peuvent être fournies tous les jours.

QUINQUINAS DU COMMERCE

Le titre en sulfates alcalins représente 1 kilogramme d'écorce.

COULEUR	PROVENANCE	QUININE.	CINCHONINE.	DIVERS	OBSERVATIONS
Gris.	Huanuco.	0	52gr.sul.	résine et principe aromatique spécial et très-agréable.	ce quinquina est cher.
id.	id.	2	15 à 20	id.	id.
id.	Lima fin.	0	0, 1, 2.	résine verdâtre peu abondante.	mauvais produit aussi cher que le Huanuco.
id.	Loxa.	3	15	résine et principe aromatique.	aussi cher que le Huanuco.
id.	id.	2	10	peu résineux.	bon marché.
id.	Bolivie.	28 à 38	2 à 8	très-résineux.	écorces des branches du Calisaya, moins chères que celles du tronc.
id.	Equateur.	20 à 32	20 à 30	résine, rouge cinchonique (1).	même prix que le Huanuco.
Jaune.	Bolivie (Calisaya).	26 à 44	2 à 8	très-résineux.	c'est le jaune royal, c'est aussi le quinquina officinal (cher).
id.	Huanuco.	2 à 4	18 à 25	peu résineux.	c'est le faux Calisaya (à tous prix).
id.	Carthagène	8 à 14	6 à 18	id.	bon produit (peu cher.)
id.	Pasto.	15	30	id.	excellent produit (peu cher).
id.	Pitayo.	30 à 48	4 à 8	résineux, odeur de vieilles roses.	prix du Calisaya.
id.	Maracaïbo.	traces.	30	résineux.	ce Quina se rapproche du gris de Huanuco (bon marché).
Rouge	Equateur.	26 à 30	24 à 34	très-résineux.	beaucoup de rouge cinchonique (très-cher).
id.	Loxa.	12	42	peu résineux.	c'est le Quinquina du roi d'Espagne; c'est celui qui a guéri la comtesse d'El Chinchon.
id.	Pitayo.	20	40	résineux.	cet excellent produit est encore à bas prix.

(1) Tous les quinquinas résineux contiennent du rouge cinchonique, mais je ne l'ai rappelé que là où il est très-abondant.

Ce tableau est le résumé de longues recherches, ce n'est pas l'œuvre d'un savant, mais qu'il me soit permis de croire que c'est le travail d'un commerçant qui ne veut point employer des moyens de concurrence que repousse son titre de pharmacien.

Pharmacien-Droguiste, Fabricant de Produits chimiques et pharmaceutiques, 4, rue de la Verrerie, Paris.

Paris. — Typ. L. Guérin, 26, rue du Petit-Carreau.

PARIS. — TYPOGRAPHIE L. GUÉRIN, RUE DU PETIT-CARREAU, 26.